Capítulo: 1 Qué es el cáncer

El cáncer es una enfermedad compleja que afecta a millones de personas en todo el mundo. Se caracteriza por un crecimiento descontrolado de células anormales en el cuerpo, que pueden invadir tejidos sanos y propagarse a otras partes del organismo. El cáncer puede afectar a cualquier órgano o sistema del cuerpo y se considera una de las principales causas de enfermedad y muerte en todo el mundo.

El cáncer se origina cuando las células normales experimentan cambios en su ADN, el material genético que controla su crecimiento y función. Estos cambios pueden ser causados por factores genéticos heredados, exposición a sustancias cancerígenas en el medio ambiente, radiación, infecciones virales, hábitos de vida poco saludables, entre otros factores.

Una vez que las células se vuelven cancerosas, pueden formar un tumor. Los tumores pueden ser benignos o malignos. Los tumores benignos no son cancerosos y generalmente no se propagan a otras partes del cuerpo. En cambio, los tumores malignos son cancerosos y pueden invadir tejidos cercanos y diseminarse a través del torrente sanguíneo o el sistema linfático, formando metástasis en otras partes del cuerpo.

Existen muchos tipos diferentes de cáncer, que se clasifican según el tipo de células que se ven afectadas. Algunos de los tipos más comunes incluyen el cáncer de mama, cáncer de pulmón, cáncer de colon, cáncer de próstata y cáncer de piel. Cada tipo de cáncer tiene características únicas en cuanto a su desarrollo, progresión y tratamiento.

Los síntomas del cáncer varían según el tipo y la etapa de la enfermedad. Algunos síntomas comunes incluyen fatiga persistente, pérdida de peso inexplicada, cambios en la piel, dolor persistente, cambios en los hábitos intestinales o urinarios, tos persistente, entre otros. Sin embargo, es importante destacar que algunos tipos de cáncer pueden no presentar síntomas en las etapas iniciales, lo que dificulta su detección temprana.

El diagnóstico del cáncer se realiza mediante una combinación de pruebas médicas, como análisis de sangre, imágenes médicas, biopsias y estudios genéticos. Una vez que se establece el diagnóstico, se determina la etapa del cáncer, que indica la extensión de la enfermedad y guía el plan de tratamiento.

El tratamiento del cáncer puede implicar una combinación de opciones, que incluyen cirugía, radioterapia, quimioterapia, inmunoterapia, terapia dirigida y terapia hormonal. La elección del tratamiento depende del tipo de cáncer, su etapa, la salud general del paciente y otros factores individuales. El objetivo principal del tratamiento es eliminar o controlar el crecimiento del cáncer, aliviar los síntomas y mejorar la calidad de vida del paciente.

La prevención del cáncer es fundamental para reducir su incidencia. Adoptar un estilo de vida saludable, que incluya una dieta equilibrada, ejercicio regular, evitar el consumo de tabaco y alcohol, protegerse del sol y someterse a exámenes médicos regulares, puede disminuir el riesgo de desarrollar

Capítulo: 2 Cómo inicia el Cáncer en las células

El cáncer se origina a partir de cambios en el material genético de las células, conocido como ADN. Estos cambios pueden ocurrir de varias formas y son responsables de alterar los mecanismos de control que regulan el crecimiento y la división celular.

Normalmente, las células del cuerpo siguen un ciclo de crecimiento, reproducción y muerte programada en un equilibrio controlado. Sin embargo, cuando ocurren cambios en el ADN, las células pueden volverse anormales y comenzar a dividirse de manera descontrolada, formando un tumor.

Estos cambios en el ADN pueden ser causados por diferentes factores, como:

1. Factores genéticos hereditarios: Algunas personas pueden heredar ciertas mutaciones genéticas que aumentan su predisposición al cáncer. Estas mutaciones se transmiten de padres a hijos y pueden aumentar el riesgo de desarrollar ciertos tipos de cáncer.

2. Factores ambientales y exposición a carcinógenos: La exposición a sustancias cancerígenas en el entorno puede dañar el ADN y contribuir al desarrollo del cáncer. Estas sustancias incluyen productos químicos presentes en el tabaco, productos químicos industriales, radiación ionizante (como la radiación ultravioleta del sol o la radiación de rayos X), productos químicos presentes en algunos alimentos y contaminantes ambientales.

3. Errores en la replicación del ADN: Durante el proceso normal de replicación del ADN, pueden ocurrir errores. Estos errores pueden llevar a cambios en el material genético y, en algunos casos, desencadenar el desarrollo del cáncer.

4. Infecciones virales: Algunos virus pueden causar cambios en las células que infectan, lo que puede aumentar el riesgo de cáncer. Por ejemplo, el virus del papiloma humano (VPH) está relacionado con el cáncer de cuello uterino, y el virus de la hepatitis B y C puede aumentar el riesgo de cáncer de hígado.

Es importante destacar que no todos los cambios en el ADN conducen necesariamente al desarrollo de cáncer. El sistema inmunológico del cuerpo tiene mecanismos de reparación que pueden corregir muchos de estos errores. Sin embargo, cuando los cambios en el ADN no se reparan adecuadamente, las células pueden acumular más mutaciones y volverse cada vez más anormales, lo que aumenta el riesgo de que se desarrolle el cáncer.

La comprensión de cómo se inicia el cáncer a nivel celular es un área de investigación activa en la ciencia médica. Los estudios continuos nos ayudan a identificar los mecanismos precisos y a desarrollar nuevas estrategias para prevenir, diagnosticar y tratar el cáncer de manera más efectiva.

¿Entonces el Cáncer es una mutación genética?

Sí, el cáncer implica mutaciones genéticas en las células del cuerpo. Las mutaciones genéticas son cambios en el ADN que pueden afectar el funcionamiento normal de las células. Estas mutaciones pueden ocurrir de diferentes maneras y en diferentes genes.

Existen dos tipos principales de mutaciones genéticas asociadas al cáncer: las mutaciones somáticas y las mutaciones germinales.

1. Mutaciones somáticas: Estas mutaciones ocurren en las células no reproductivas del cuerpo (llamadas células somáticas) y no se transmiten a la descendencia. Estas mutaciones son responsables de la mayoría

de los casos de cáncer. Generalmente, se desarrollan después del nacimiento debido a factores ambientales, exposición a carcinógenos o errores en la replicación del ADN. Las mutaciones somáticas pueden ocurrir en genes específicos que regulan el crecimiento y la división celular, como los oncogenes (genes que promueven el crecimiento celular) o los genes supresores de tumores (genes que controlan el crecimiento celular y previenen la formación de tumores).

2. Mutaciones germinales: Estas mutaciones ocurren en las células reproductivas (espermatozoides u óvulos) y se transmiten a la descendencia. Las mutaciones germinales pueden aumentar la predisposición hereditaria al cáncer, lo que significa que las personas que heredan estas mutaciones tienen un mayor riesgo de desarrollar ciertos tipos de cáncer a lo largo de su vida. Ejemplos de mutaciones germinales asociadas al cáncer incluyen las mutaciones en los genes BRCA1 y BRCA2, que aumentan el riesgo de cáncer de mama y ovario.

Es importante destacar que no todas las mutaciones genéticas conducen al desarrollo de cáncer. El cuerpo tiene mecanismos de reparación del ADN que pueden corregir muchas mutaciones antes de que causen daño. Sin embargo, cuando las mutaciones no se reparan correctamente o se acumulan con el tiempo, pueden alterar los procesos celulares normales y contribuir al desarrollo del cáncer.

Es fundamental comprender las bases genéticas del cáncer para avanzar en la investigación, el diagnóstico y el tratamiento de la enfermedad. La genética del cáncer es un campo en constante avance, y el estudio de las mutaciones genéticas asociadas al cáncer nos permite identificar factores de riesgo, desarrollar pruebas genéticas y terapias más personalizadas, así como encontrar formas de prevenir y controlar mejor esta enfermedad devastadora.

Capítulo: 3 Por qué mueren las personas de cáncer

Las personas mueren de cáncer debido a una combinación de factores relacionados con la enfermedad en sí y sus efectos en el cuerpo. Algunas de las principales razones son las siguientes:

1. Daño a los tejidos y órganos: El crecimiento descontrolado de células cancerosas puede dañar los tejidos y órganos circundantes. A medida que el cáncer avanza, puede interferir con el funcionamiento normal de los órganos vitales, como el corazón, los pulmones, el hígado o el cerebro, afectando su capacidad para desempeñar sus funciones adecuadamente.

2. Metástasis: En muchas ocasiones, el cáncer puede extenderse a otras partes del cuerpo a través de metástasis. Las células cancerosas pueden desprenderse del tumor original y viajar a través del torrente sanguíneo o el sistema linfático, formando nuevos tumores en diferentes partes del cuerpo. Estas metástasis pueden afectar el funcionamiento de los órganos vitales y causar daños adicionales.

3. Complicaciones médicas: El cáncer debilita el sistema inmunológico, lo que hace que las personas sean más susceptibles a infecciones y otras complicaciones médicas. Además, algunos tratamientos contra el cáncer, como la quimioterapia o la radioterapia, pueden tener efectos secundarios graves que pueden afectar la salud general de una persona.

4. Fallo de órganos: A medida que el cáncer avanza y se propaga, puede llegar un punto en el que los órganos vitales ya no pueden funcionar correctamente debido al daño causado por las células cancerosas. Esto puede llevar al fallo de órganos múltiples, lo que resulta en la muerte.

Es importante destacar que cada caso de cáncer es único, y el impacto en el cuerpo y el pronóstico varían según el tipo y la etapa del cáncer, así como otros factores individuales, como la edad y el estado de salud general de la persona.

Aunque el cáncer puede ser una enfermedad grave y a menudo mortal, también es importante destacar que se han logrado avances significativos en la prevención, detección temprana y tratamiento del cáncer. La investigación continua y los esfuerzos en la atención médica están dirigidos a mejorar las tasas de supervivencia y la calidad de vida de las personas afectadas por esta enfermedad.

Capítulo: 4 Por qué el Sistema Inmune no ataca al cáncer

El sistema inmunológico tiene la función de proteger al cuerpo contra sustancias extrañas y células anormales, incluidas las células cancerosas. Sin embargo, en ocasiones, las células cancerosas pueden evadir la detección y el ataque del sistema inmunológico. Hay varias razones por las cuales esto puede suceder:

1. Escape inmunológico: Las células cancerosas pueden desarrollar mecanismos para evadir la respuesta del sistema inmunológico. Pueden producir proteínas que inhiben la acción de las células inmunitarias o alterar su entorno para evitar ser reconocidas como "extrañas" por el sistema inmunológico.

2. Tolerancia inmunológica: El sistema inmunológico está programado para no atacar las células del propio cuerpo. Para evitar una respuesta inmunitaria excesiva contra células sanas, el sistema inmunológico tiene mecanismos para regular y suprimir su propia actividad. Sin embargo, esto puede permitir que las células cancerosas eviten ser reconocidas y atacadas.

3. Alteración del entorno tumoral: Los tumores pueden crear un entorno inmunosupresor en su microambiente. Secretan moléculas que atraen células inmunosupresoras y promueven la formación de tejido cicatricial, dificultando la entrada de células inmunitarias al sitio del tumor.

4. Cambios en las células inmunitarias: En algunos casos, las células inmunitarias pueden sufrir alteraciones que afectan su capacidad para reconocer y eliminar las células cancerosas de manera eficiente. Estas alteraciones pueden ser el resultado de factores genéticos, ambientales o la propia interacción con el tumor.

La comprensión de los mecanismos de escape del cáncer del sistema inmunológico ha llevado al desarrollo de nuevas terapias conocidas como inmunoterapia. Estas terapias buscan estimular y mejorar la respuesta inmunitaria contra el cáncer, superando las estrategias que las células cancerosas utilizan para evadir al sistema inmunológico. Algunos enfoques incluyen el uso de inhibidores de puntos de control inmunológicos y terapias dirigidas a activar y potenciar las células inmunitarias para que ataquen y destruyan las células cancerosas.

La investigación en inmunoterapia ha tenido resultados prometedores y ha demostrado ser eficaz en el tratamiento de algunos tipos de cáncer. Sin embargo, aún se requiere más investigación para comprender completamente los mecanismos de escape inmunológico del cáncer y desarrollar estrategias terapéuticas más efectivas.

Capítulo: 5 ¿Cómo se oculta el Cáncer en el cuerpo?

Las células cancerosas desarrollan mecanismos para evadir la respuesta del sistema inmunológico debido a la presión selectiva a la que están expuestas durante su crecimiento y desarrollo. Estos mecanismos evolutivos permiten a las células cancerosas evadir la detección y destrucción por parte del sistema inmunológico, lo que les permite sobrevivir y proliferar.

A continuación, se presentan algunas razones por las cuales las células cancerosas pueden desarrollar mecanismos de evasión inmunológica:

1. Selección de células inmunorresistentes: Durante el proceso de desarrollo del cáncer, pueden ocurrir mutaciones genéticas y cambios epigenéticos que permiten a algunas células cancerosas evitar la detección del sistema inmunológico. Estas células resistentes tienen una ventaja de supervivencia y proliferación, lo que lleva a una mayor predominancia de células cancerosas que pueden evadir la respuesta inmunológica.

2. Heterogeneidad celular: Los tumores suelen ser heterogéneos, lo que significa que están compuestos por diferentes subpoblaciones de células cancerosas con características genéticas y moleculares distintas. Algunas de estas subpoblaciones pueden desarrollar mecanismos de evasión inmunológica, mientras que otras pueden ser más susceptibles a la respuesta inmunológica. Esto puede dificultar la erradicación completa del tumor por parte del sistema inmunológico.

3. Regulación de puntos de control inmunológico: Las células cancerosas pueden aumentar la expresión de moléculas inhibidoras conocidas como puntos de control inmunológico. Estas moléculas, como el PD-L1, pueden interactuar con los receptores inhibidores de las células inmunitarias, como el PD-1 en los linfocitos T, y desactivar la respuesta inmunológica. Esto permite que las células cancerosas eviten ser reconocidas y atacadas por el sistema inmunológico.

4. Supresión inmunológica: Las células cancerosas pueden secretar moléculas que suprimen la respuesta inmunológica, creando un ambiente inmunosupresor en el entorno tumoral. Estas moléculas atraen células inmunosupresoras, como células reguladoras T y células mieloides supresoras, que inhiben la actividad de las células inmunitarias y promueven la tolerancia hacia las células cancerosas.

El desarrollo de estos mecanismos de evasión inmunológica por parte de las células cancerosas es un desafío significativo para el tratamiento del cáncer. Sin embargo, la investigación en inmunoterapia se centra en identificar y bloquear estos mecanismos de escape para permitir una respuesta inmunológica efectiva contra el cáncer.

Una pregunta interesante sería, por qué hacen eso las células…

Las células cancerosas desarrollan mecanismos para evadir la respuesta del sistema inmunológico como resultado de su naturaleza proliferativa y su objetivo de sobrevivir y crecer en el cuerpo. Estos mecanismos son el resultado de cambios genéticos y epigenéticos que ocurren a medida que las células cancerosas se desarrollan y evolucionan.

El cáncer se origina a partir de mutaciones en el ADN de las células normales. Estas mutaciones pueden alterar los mecanismos de control que regulan el crecimiento y la división celular, lo que lleva a una proliferación descontrolada y a la formación de tumores. A medida que las células cancerosas se multiplican, adquieren características que les permiten evadir el sistema inmunológico.

El objetivo principal de las células cancerosas es sobrevivir y propagarse en el cuerpo, incluso en presencia del sistema inmunológico. Algunas razones clave por las cuales las células cancerosas desarrollan mecanismos de evasión inmunológica son:

1. Supervivencia y proliferación: Las células cancerosas pueden evadir la respuesta inmunológica para evitar ser reconocidas y eliminadas por las células del sistema inmunológico. Al evadir la respuesta inmunológica, las células cancerosas tienen más posibilidades de sobrevivir y continuar su crecimiento descontrolado.

2. Expansión del tumor: Las células cancerosas pueden desarrollar mecanismos para promover la angiogénesis, que es la formación de nuevos vasos sanguíneos para alimentar el tumor. Esto ayuda a proporcionar nutrientes y oxígeno a las células cancerosas, permitiéndoles crecer y expandirse más fácilmente en el tejido circundante.

3. Heterogeneidad celular: Los tumores son heterogéneos, lo que significa que están compuestos por subpoblaciones de células con diferentes características genéticas y moleculares. Al desarrollar mecanismos de evasión inmunológica, algunas células cancerosas pueden evitar ser reconocidas y atacadas, lo que les confiere una ventaja selectiva y les permite proliferar y formar un tumor resistente.

4. Adaptación al microambiente tumoral: Las células cancerosas interactúan con su microambiente tumoral y lo modifican para promover su supervivencia. Pueden secretar moléculas inmunosupresoras y reclutar células inmunosupresoras para crear un ambiente que sea menos favorable para la respuesta inmunológica. Esto les permite evitar ser atacadas y promover su crecimiento en ese entorno.

En resumen, las células cancerosas desarrollan mecanismos de evasión inmunológica para asegurar su supervivencia y proliferación en el cuerpo. Estos mecanismos son el resultado de cambios genéticos y moleculares que les permiten evitar la detección y eliminación por parte del sistema inmunológico. Comprender estos mecanismos es crucial para el desarrollo de estrategias terapéuticas que puedan ayudar a fortalecer la respuesta inmunológica contra el cáncer y mejorar los resultados del tratamiento.

Capítulo: 6 Apoptosis

La apoptosis es un proceso biológico programado y altamente regulado que ocurre en las células del cuerpo. También se conoce como muerte celular programada. Es un mecanismo esencial para el desarrollo normal, el mantenimiento y el equilibrio de los tejidos en los organismos multicelulares.

Durante la apoptosis, las células activan una serie de eventos bioquímicos que conducen a su propia muerte controlada. A diferencia de la necrosis, que es una forma de muerte celular no programada causada por daño o lesión, la apoptosis es un proceso ordenado y específico que no provoca inflamación ni daño al tejido circundante.

La apoptosis desempeña un papel crucial en varios aspectos biológicos, incluyendo:

1. Desarrollo embrionario: Durante el desarrollo prenatal, la apoptosis es responsable de la eliminación de células innecesarias o dañadas, dando forma a los tejidos y órganos.

2. Mantenimiento del equilibrio tisular: En los tejidos adultos, la apoptosis ayuda a mantener el equilibrio entre la formación y la eliminación de células. Permite el reemplazo de células viejas o dañadas, así como la eliminación de células innecesarias o potencialmente peligrosas, como las células infectadas por virus o células cancerosas.

3. Respuesta inmunológica: La apoptosis desempeña un papel en la respuesta inmunológica al eliminar las células dañadas o infectadas, y en la eliminación de los linfocitos T y B que ya no son necesarios.

4. Regulación del crecimiento y la proliferación celular: La apoptosis ayuda a mantener el equilibrio entre la proliferación celular y la muerte celular, evitando el crecimiento celular excesivo y la formación de tumores.

Durante la apoptosis, las células activan una serie de vías de señalización internas que conducen a cambios morfológicos característicos, como la fragmentación del ADN y la formación de cuerpos apoptóticos. Estos cuerpos apoptóticos son luego fagocitados y eliminados por células especializadas del sistema inmunológico sin causar inflamación.

En resumen, la apoptosis es un proceso biológico esencial que permite la eliminación ordenada y controlada de células en el cuerpo. Juega un papel crítico en el desarrollo normal, el mantenimiento del equilibrio tisular y la respuesta inmunológica. Su regulación defectuosa puede contribuir a diversas enfermedades, incluido el cáncer.

Capítulo 7 Se resiste a morir

Si entendemos la resistencia a morir como la capacidad del cáncer para evadir la muerte celular programada, entonces podríamos decir que el cáncer se resiste a morir. La muerte celular programada, conocida como apoptosis, es un proceso normal en el cuerpo que ayuda a eliminar células dañadas, envejecidas o anormales. Sin embargo, las células cancerosas pueden adquirir alteraciones genéticas que les permiten evadir este mecanismo de muerte celular programada y sobrevivir de manera prolongada.

En condiciones normales, las células tienen mecanismos de control que aseguran que el proceso de apoptosis ocurra adecuadamente cuando es necesario. Estos mecanismos regulan el equilibrio entre la proliferación celular y la muerte celular, permitiendo que las células viejas o dañadas mueran y sean reemplazadas por células nuevas y saludables.

En el caso del cáncer, las células adquieren mutaciones genéticas que alteran estos mecanismos de control, permitiendo que las células cancerosas eviten la muerte celular programada. Estas mutaciones pueden afectar a genes que regulan la apoptosis, como los genes supresores de tumores o los genes que controlan las vías de señalización celular.

La resistencia a la muerte celular programada es una de las características fundamentales del cáncer y contribuye a su capacidad de crecimiento descontrolado y supervivencia prolongada. Permite que las células cancerosas eviten los mecanismos de control del organismo y persistan incluso cuando deberían ser eliminadas.

Es importante destacar que el cáncer es un fenómeno complejo y heterogéneo, y no todas las células cancerosas tienen la misma resistencia a morir. Además, la resistencia a la muerte celular programada puede variar según el tipo de cáncer y otros factores individuales. Los avances en la investigación del cáncer se centran en comprender los mecanismos que subyacen a esta resistencia y desarrollar terapias dirigidas a superarla, con el objetivo de mejorar el tratamiento y el pronóstico de las personas afectadas por el cáncer.

Capítulo: 8 La forma de las partes del cuerpo

Las células de los órganos conocen la forma que deben tener principalmente a través de señales y señalizaciones que reciben del entorno que las rodea, así como de interacciones celulares y factores de crecimiento. Estas señales y factores desencadenan una serie de respuestas celulares que regulan el desarrollo y la organización de los tejidos y órganos.

Durante el desarrollo embrionario, las células reciben señales bioquímicas y físicas del microambiente en el que se encuentran. Estas señales incluyen gradientes de moléculas señalizadoras y factores de crecimiento, así como interacciones celulares directas. A medida que las células se dividen y se diferencian, estas señales les indican cómo deben organizarse y adoptar una forma específica.

Además de las señales externas, las células también tienen información genética intrínseca que influye en su forma y función. Los genes reguladores del desarrollo, como los genes homeóticos y los genes de transcripción, proporcionan instrucciones específicas sobre cómo las células deben organizarse y diferenciarse.

La comunicación entre las células también es esencial para la formación y el mantenimiento de la forma de los órganos. Las células vecinas se comunican entre sí a través de uniones celulares y moléculas de adhesión, lo que les permite coordinar su comportamiento y organización.

Además, las células están expuestas a fuerzas mecánicas y tensiones físicas dentro del tejido, lo que puede influir en su forma y función. Estas fuerzas físicas actúan sobre las células y pueden remodelar el tejido, permitiendo la formación y mantenimiento de la forma adecuada del órgano.

En resumen, las células de los órganos conocen la forma que deben tener a través de señales y señalizaciones provenientes del entorno, interacciones celulares, factores de crecimiento, información genética intrínseca y fuerzas físicas. Estos diversos factores trabajan en conjunto para regular el desarrollo y la organización de los tejidos y órganos, asegurando así la forma adecuada y la funcionalidad de los órganos en el cuerpo.

Capítulo: 9 ¿Intención o solo acción?

El cáncer no desconoce la forma del cuerpo en el sentido de que las células cancerosas no tienen una intención consciente ni una capacidad para percibir o comprender la forma y la organización del cuerpo en el que se encuentran. Sin embargo, las células cancerosas pueden alterar la forma y la estructura del tejido circundante a medida que proliferan y forman tumores.

Cuando las células normales se vuelven cancerosas, pierden las señales y las regulaciones que les indican cómo deben comportarse en el tejido. En lugar de funcionar en armonía con el entorno y mantener la organización normal de los tejidos, las células cancerosas tienen un crecimiento descontrolado y pueden invadir y destruir el tejido circundante.

A medida que el tumor crece, las células cancerosas pueden alterar la forma del órgano o tejido en el que se originaron. Pueden acumularse y formar masas que se extienden en áreas circundantes, causando deformaciones y perturbando la estructura normal del órgano. Además, las células cancerosas pueden secretar enzimas y moléculas que degradan la matriz extracelular y permiten su invasión en tejidos vecinos, contribuyendo aún más a la alteración de la forma y la estructura.

Es importante destacar que, a medida que el cáncer progresa, también puede diseminarse a través del torrente sanguíneo o del sistema linfático y formar metástasis en otros órganos. Esta capacidad de migración y crecimiento en diferentes tejidos puede alterar aún más la forma y la estructura del cuerpo.

En resumen, aunque el cáncer no tiene una conciencia ni una comprensión de la forma del cuerpo, las células cancerosas pueden alterar la forma y la estructura del tejido circundante a medida que proliferan y forman tumores. Su crecimiento descontrolado y su capacidad de invasión pueden llevar a deformidades y perturbaciones en la organización normal de los órganos y los tejidos.

Capítulo: 10 ¿Pensamiento?

No existe evidencia científica sólida que respalde la afirmación de que los pensamientos puedan cambiar directamente las células a nivel molecular. Los pensamientos y las emociones pueden tener un impacto en el bienestar emocional y mental de una persona, y se ha demostrado que el estado emocional puede influir en la respuesta del cuerpo a ciertos procesos fisiológicos. Sin embargo, el impacto de los pensamientos en las células y la salud física es un tema complejo y aún no se comprende completamente.

Es importante tener en cuenta que el cuerpo humano es un sistema complejo en el que interactúan diversos factores, incluyendo los genéticos, ambientales y emocionales. Los pensamientos y las emociones pueden tener efectos indirectos en la salud física a través de su influencia en el comportamiento y en el estilo de vida de una persona. Por ejemplo, el estrés crónico puede afectar negativamente el sistema inmunológico y la salud en general.

Si bien algunos estudios sugieren que el bienestar emocional puede tener beneficios para la salud, es importante destacar que esto no implica que los pensamientos o emociones específicas puedan cambiar directamente las células o revertir enfermedades como el cáncer. El tratamiento y la gestión de enfermedades graves como el cáncer requieren enfoques médicos basados en evidencia, como la cirugía, la radioterapia, la quimioterapia y otros tratamientos respaldados científicamente.

En resumen, aunque los pensamientos y las emociones pueden influir en el bienestar emocional y mental de una persona, no existe evidencia científica que respalde la idea de que los pensamientos puedan cambiar directamente las células a nivel molecular o curar enfermedades como el cáncer. El tratamiento del cáncer debe basarse en enfoques médicos respaldados por evidencia científica y guiados por profesionales de la salud especializados.

Capítulo: 11 ¿Qué dirían las células?

Si pudiéramos comunicarnos con una célula cancerosa, es importante recordar que las células no tienen conciencia ni capacidad de comunicación en el sentido que nosotros entendemos. Las células son unidades estructurales y funcionales básicas del cuerpo y no tienen la capacidad de pensar o comunicarse de forma consciente.

Sin embargo, en un escenario puramente hipotético en el que las células cancerosas pudieran comunicarse, es difícil especular sobre lo que nos dirían. Es posible que una célula cancerosa transmita información sobre su comportamiento descontrolado de división celular, su necesidad de nutrientes y su capacidad para evadir la respuesta del sistema inmunológico. Además, podríamos esperar que nos informen sobre la promoción de la formación de vasos sanguíneos para asegurar su suministro de sangre y nutrientes.

No obstante, es importante tener en cuenta que estas suposiciones son puramente especulativas, ya que las células cancerosas no tienen una voz ni una conciencia para expresarse o transmitir información. La comprensión y el estudio del cáncer se basan en investigaciones científicas que analizan los procesos biológicos y los mecanismos moleculares asociados con la formación y el crecimiento de los tumores.

En resumen, aunque las células cancerosas no pueden comunicarse conscientemente, el estudio de la biología del cáncer nos permite comprender cómo estas células se comportan y se desvían de la normalidad. La investigación científica nos proporciona información valiosa sobre los mecanismos moleculares y las características biológicas del cáncer, lo que a su vez nos ayuda a desarrollar enfoques de diagnóstico y tratamientos más efectivos contra esta enfermedad.

Capítulo: 12 El cuerpo se comunica entre sí

Las células necesitan comunicarse para coordinar sus funciones y mantener el equilibrio en el organismo. Existen diferentes mecanismos de comunicación celular, algunos de los cuales son:

1. Señalización química: Muchas células liberan moléculas de señalización llamadas hormonas, que se transportan a través de la sangre o de manera local para alcanzar células distantes. Estas hormonas se unen a receptores específicos en las células objetivo y desencadenan una respuesta celular. Un ejemplo conocido de esto es la insulina, que es liberada por las células beta del páncreas y actúa sobre las células del cuerpo para regular los niveles de glucosa en sangre.

2. Señalización paracrina: En la señalización paracrina, las células liberan moléculas de señalización que afectan a las células vecinas. Estas moléculas se difunden en el espacio extracelular cercano y pueden actuar de forma autocrina (afectando a la misma célula que las liberó) o en células cercanas. Un ejemplo de esto es la liberación de neurotransmisores en las sinapsis neuronales, donde las células nerviosas se comunican entre sí transmitiendo señales químicas específicas.

3. Uniones comunicantes o uniones GAP: Estas uniones son canales que conectan directamente el citoplasma de células adyacentes, permitiendo el paso de moléculas pequeñas y señales eléctricas de una célula a otra. Esto facilita la rápida comunicación y coordinación en tejidos como el músculo cardíaco y algunas células del sistema nervioso.

4. Señalización por contacto: Algunas células pueden comunicarse mediante el contacto físico directo. Por ejemplo, en el sistema inmunológico, las células del sistema inmune interactúan entre sí a través del contacto para coordinar una respuesta inmunológica eficaz contra patógenos.

5. Señalización eléctrica: En el caso de las células nerviosas, se produce una comunicación a través de señales eléctricas llamadas potenciales de acción. Estas señales se transmiten a lo largo de las células nerviosas, permitiendo la rápida transmisión de información a larga distancia. Además, en algunos tejidos, como el corazón, las células se comunican eléctricamente para coordinar la contracción rítmica.

En conjunto, estos diferentes mecanismos de comunicación celular permiten a las células intercambiar información, coordinar funciones y responder a cambios en el entorno. La comunicación celular es esencial para el correcto funcionamiento de los tejidos, órganos y sistemas del organismo.

Capítulo: 13 Mi cuerpo no se está comunicando bien

La falta de minerales en el cuerpo puede afectar la comunicación de las células. Los minerales desempeñan funciones vitales en el organismo y son necesarios para una variedad de procesos celulares, incluida la comunicación celular.

Por ejemplo, el calcio es esencial para la comunicación celular. Actúa como un mensajero intracelular, participando en la transmisión de señales entre las células. El calcio se libera dentro de la célula en respuesta a ciertos estímulos y desencadena diversas respuestas celulares. Si hay una deficiencia de calcio, la comunicación celular puede verse comprometida, lo que afecta la función adecuada de diferentes sistemas en el cuerpo.

Otro mineral importante para la comunicación celular es el sodio. El sodio está involucrado en la generación de impulsos eléctricos en las células nerviosas y musculares, permitiendo la transmisión de señales eléctricas. Si hay una deficiencia de sodio, se pueden producir problemas en la transmisión de señales y en la coordinación de las respuestas celulares.

Además, otros minerales como el magnesio, el potasio y el zinc también desempeñan un papel crucial en la comunicación celular. El magnesio, por ejemplo, participa en la actividad de enzimas y en la estabilidad de las membranas celulares, lo que influye en la comunicación entre las células. La falta de estos minerales puede interferir con los procesos de señalización celular y afectar negativamente la comunicación adecuada entre las células.

En resumen, los minerales son importantes para la comunicación celular y la función adecuada del organismo. Una deficiencia de minerales puede afectar negativamente la comunicación entre las células y alterar diversos procesos celulares y sistemas en el cuerpo. Es fundamental mantener una dieta equilibrada y variada que proporcione los minerales necesarios para un funcionamiento celular óptimo.

Pero para comprender, vamos a hablar de los minerales más importantes:

Los minerales son nutrientes esenciales para el funcionamiento adecuado del cuerpo humano. Aunque se necesitan en cantidades más pequeñas en comparación con los macronutrientes como los carbohidratos, las proteínas y las grasas, los minerales desempeñan un papel crucial en una amplia gama de funciones biológicas. Estos elementos inorgánicos son necesarios para mantener el equilibrio hídrico, la formación de huesos y dientes, el transporte de oxígeno, la regulación de la presión arterial, la producción de energía y la comunicación celular. En este ensayo, exploraremos en detalle los diferentes minerales que el cuerpo necesita y su importancia para la salud.

El calcio es uno de los minerales más conocidos y esencial para la formación y el mantenimiento de huesos y dientes saludables. Además de su papel estructural, el calcio también desempeña un papel vital en la comunicación celular. Actúa como un mensajero intracelular, participando en la transmisión de señales entre las células. El calcio es necesario para la contracción muscular, la liberación de neurotransmisores y la regulación de la función cardíaca. La deficiencia de calcio puede dar lugar a enfermedades como la osteoporosis, en la que los huesos se vuelven frágiles y propensos a las fracturas.

El fósforo es otro mineral esencial para la salud ósea. Junto con el calcio, el fósforo forma la estructura mineral de los huesos y dientes. También es un componente fundamental de las moléculas de energía (ATP), que son cruciales para el metabolismo celular. El fósforo desempeña un papel importante en la transferencia y almacenamiento de energía en el cuerpo. Se encuentra en alimentos como la carne, los lácteos, los cereales integrales y las legumbres.

El potasio es un mineral que desempeña un papel fundamental en la comunicación y contracción muscular, incluido el músculo cardíaco. Juega un papel crucial en el mantenimiento del equilibrio de líquidos y electrolitos en el cuerpo. Además, el potasio está involucrado en la transmisión de señales eléctricas en las células nerviosas y musculares, lo que permite la contracción y relajación adecuadas de los músculos. Las frutas y verduras, como los plátanos, las espinacas y las papas, son buenas fuentes de potasio.

El sodio es otro mineral importante para el equilibrio de líquidos y electrolitos en el cuerpo. Trabaja en conjunto con el potasio para mantener la presión osmótica y la función adecuada de las células y los tejidos. El sodio también desempeña un papel en la transmisión de señales eléctricas en las células nerviosas y musculares. Sin embargo, es importante tener en cuenta que el consumo excesivo de sodio puede estar relacionado con problemas de salud, como la hipertensión. Por lo tanto, es esencial mantener un equilibrio adecuado de sodio en la dieta.

El magnesio es un mineral esencial para muchas reacciones enzimáticas en el cuerpo. Está involucrado en la producción de energía, la síntesis de proteínas, la función muscular y la estabilidad de las membranas celulares. También desempeña un papel en la regulación de los niveles de calcio y potasio dentro de las células. Una deficiencia de magnesio puede afectar la función neuromuscular, causar debilidad y calambres musculares, y afectar negativamente la salud ósea. Las fuentes alimenticias de magnesio incluyen nueces, semillas, legumbres y vegetales de hojas verdes.

El hierro es esencial para el transporte de oxígeno en el cuerpo. Forma parte de la hemoglobina, una proteína en los glóbulos rojos que se une al oxígeno y lo transporta desde los pulmones a los tejidos. También es un componente clave de la mioglobina, una proteína que almacena oxígeno en los músculos. La deficiencia de hierro puede provocar anemia, que se caracteriza por fatiga, debilidad y dificultad para concentrarse. Las fuentes de hierro incluyen carnes rojas, aves, pescado, legumbres y alimentos fortificados con hierro.

El zinc es un mineral esencial para el crecimiento y desarrollo adecuados, así como para la función inmunológica y la cicatrización de heridas. Juega un papel en más de 300 reacciones enzimáticas en el cuerpo. Además, el zinc es importante para la síntesis de ADN y ARN, la síntesis de proteínas y la percepción del gusto. La deficiencia de zinc puede afectar el sistema inmunológico, la salud de la piel y la función reproductiva. Las fuentes de zinc incluyen carne de res, aves de corral, mariscos, nueces y semillas.

El cobre es necesario para la formación de colágeno, la absorción de hierro y la producción de energía. Juega un papel crucial en el sistema antioxidante del cuerpo, protegiendo a las células del daño oxidativo.

El cobre también es importante para la función del sistema nervioso central y la formación de tejido conectivo. La deficiencia de cobre puede afectar la producción de glóbulos rojos, la función inmunológica y la salud ósea. Las fuentes alimenticias de cobre incluyen mariscos, nueces, semillas, granos enteros y legumbres.

El manganeso es un mineral que participa en múltiples procesos enzimáticos y es esencial para el metabolismo de los carbohidratos, las proteínas y los lípidos. También juega un papel en la formación y el mantenimiento de huesos saludables. La deficiencia de manganeso es poco común, ya que se encuentra en muchos alimentos, como nueces, semillas, cereales integrales, legumbres y verduras de hojas verdes.

Es entonces que, los minerales son nutrientes esenciales que desempeñan un papel crucial en una variedad de funciones biológicas en el cuerpo humano. Desde la formación y el mantenimiento de huesos saludables hasta la comunicación celular y la producción de energía, estos minerales son necesarios para mantener una salud.

Capítulo: 14 Cáncer y minerales

La relación entre la deficiencia de minerales y el desarrollo de cáncer es un tema complejo y aún en estudio. Si bien los minerales desempeñan un papel importante en la salud y el funcionamiento del cuerpo, es importante tener en cuenta que el cáncer es una enfermedad multifactorial con diversas causas.

Si bien algunos estudios han sugerido que ciertas deficiencias minerales pueden estar asociadas con un mayor riesgo de cáncer, es importante tener en cuenta que estos hallazgos son preliminares y se requiere más investigación para comprender completamente la relación entre los minerales y el cáncer.

Por ejemplo, se ha estudiado la relación entre el selenio y el cáncer. El selenio es un mineral que actúa como antioxidante y se ha sugerido que podría tener propiedades protectoras contra ciertos tipos de cáncer. Sin embargo, los resultados de los estudios han sido mixtos y no se ha establecido una conclusión definitiva.

De manera similar, se ha investigado la relación entre el zinc y el cáncer. El zinc desempeña un papel crucial en la función inmunológica y la reparación del ADN, y se ha sugerido que una deficiencia de zinc podría estar asociada con un mayor riesgo de cáncer. Sin embargo, nuevamente, se necesitan más investigaciones para establecer una relación causal clara.

Es importante tener en cuenta que el desarrollo del cáncer es un proceso complejo que implica una interacción entre múltiples factores, incluidos los genéticos, ambientales y de estilo de vida. Si bien una ingesta adecuada de minerales y una dieta equilibrada son importantes para mantener la salud en general, no hay evidencia concluyente que demuestre que la deficiencia de minerales en sí misma sea una causa directa del cáncer.

En general, para reducir el riesgo de cáncer y mantener una buena salud, se recomienda seguir una dieta equilibrada y variada, que incluya una amplia gama de nutrientes, incluidos los minerales. Además, es importante llevar un estilo de vida saludable, evitar el consumo de tabaco, mantener un peso saludable, hacer ejercicio regularmente y realizar chequeos médicos periódicos para detectar cualquier signo temprano de cáncer.

Capítulo: 15 Cáncer y azúcar

La afirmación de que el azúcar es el alimento exclusivo del cáncer es una simplificación excesiva de la relación entre el consumo de azúcar y el cáncer. Es importante comprender la diferencia entre el consumo de azúcar y su impacto en el desarrollo y crecimiento del cáncer.

Las células cancerosas tienen un metabolismo diferente al de las células normales. Este fenómeno se conoce como el efecto Warburg, que describe cómo las células cancerosas tienden a obtener energía a través de un proceso llamado glucólisis, que implica la descomposición rápida de glucosa. Debido a esto, se ha sugerido que las células cancerosas tienen una mayor necesidad de glucosa para su crecimiento y proliferación.

Sin embargo, es importante tener en cuenta que todas las células del cuerpo, tanto normales como cancerosas, necesitan glucosa para obtener energía. La glucosa es una fuente de combustible para el cuerpo y se obtiene de diversos alimentos, incluidos los carbohidratos, como los azúcares presentes en frutas, lácteos y alimentos procesados.

Es cierto que un consumo excesivo de azúcar puede contribuir al aumento de peso y la obesidad, y se ha demostrado que el sobrepeso y la obesidad están asociados con un mayor riesgo de ciertos tipos de cáncer, como el cáncer de mama, de colon y de riñón. Sin embargo, esto no implica que el azúcar sea el único factor responsable del desarrollo del cáncer. La relación entre el consumo de azúcar y el cáncer es compleja y multifactorial, y se ve influenciada por una variedad de factores, como el estilo de vida en general y otros componentes de la dieta.

Es importante seguir una dieta equilibrada y saludable que incluya una variedad de alimentos nutritivos. Esto implica consumir frutas y verduras, proteínas magras, granos enteros y limitar el consumo de alimentos procesados y altos en azúcares añadidos. La clave es mantener un equilibrio en la ingesta calórica y asegurarse de obtener una variedad de nutrientes esenciales para mantener la salud en general.

Si tienes preocupaciones específicas sobre el consumo de azúcar y su relación con el cáncer, te recomiendo hablar con un profesional de la salud o un nutricionista. Ellos podrán brindarte información más detallada y personalizada basada en tu situación y necesidades individuales.

Capítulo: 16 Origen de la palabra Cáncer

El término "cáncer" se utiliza para describir un grupo amplio de enfermedades caracterizadas por el crecimiento descontrolado y la propagación de células anormales en el cuerpo. La palabra "cáncer" proviene del latín "cancer", que significa "cangrejo". El nombre se debe a la forma en que algunas formas de cáncer se asemejan a las patas extendidas de un cangrejo.

El médico griego Hipócrates fue uno de los primeros en utilizar el término "cáncer" para describir enfermedades caracterizadas por masas tumorales. En la antigüedad, se creía que los tumores malignos se parecían a un cangrejo en su forma y capacidad para extenderse y aferrarse a los tejidos circundantes, al igual que las patas de un cangrejo. Esta analogía se usó para describir el comportamiento invasivo del cáncer en el cuerpo humano.

A lo largo de los siglos, el término "cáncer" ha evolucionado y se ha utilizado para describir una amplia gama de enfermedades malignas que afectan diferentes partes del cuerpo. Aunque el nombre originalmente se basaba en la apariencia y el comportamiento del cáncer, en la actualidad se utiliza de manera más general para referirse a cualquier tipo de tumor maligno.

Es importante tener en cuenta que el cáncer no es una enfermedad única, sino que abarca muchas enfermedades diferentes con características y comportamientos distintos. Cada tipo de cáncer tiene sus propias características específicas y puede afectar diferentes órganos y tejidos del cuerpo de manera diferente.

En resumen, el término "cáncer" se originó en la antigüedad debido a la similitud que algunos tumores malignos presentan con las patas extendidas de un cangrejo. A lo largo de los siglos, este término se ha utilizado para describir un amplio espectro de enfermedades malignas que involucran el crecimiento y la propagación anormal de células en el cuerpo humano.

Capítulo: 17 Avances y esperanzas

Los avances en los tratamientos contra el cáncer han sido significativos en las últimas décadas. Los enfoques terapéuticos han evolucionado para abordar de manera más precisa y efectiva el cáncer, mejorando las tasas de supervivencia y la calidad de vida de los pacientes. A continuación, mencionaré algunos de los avances más destacados en los tratamientos contra el cáncer:

1. Terapia dirigida: Este enfoque se basa en el entendimiento de las alteraciones moleculares específicas que impulsan el crecimiento y la propagación del cáncer. Se desarrollan medicamentos que atacan selectivamente estas alteraciones, bloqueando las señales de crecimiento y supervivencia de las células cancerosas. La terapia dirigida ha demostrado ser efectiva en varios tipos de cáncer, como el cáncer de pulmón, mama, colon y leucemia.

2. Inmunoterapia: La inmunoterapia aprovecha el sistema inmunológico del cuerpo para combatir el cáncer. Estos tratamientos estimulan la respuesta inmunitaria, ayudando al sistema inmunológico a reconocer y atacar las células cancerosas. Los inhibidores de puntos de control inmunitario, como los bloqueadores de PD-1 y PD-L1, han mostrado resultados prometedores en el tratamiento de melanoma, cáncer de pulmón, riñón y otros tipos de cáncer.

3. Terapia génica: La terapia génica implica la modificación de los genes en las células cancerosas o en las células del sistema inmunológico para mejorar la respuesta contra el cáncer. Se están realizando investigaciones en el campo de la terapia génica para desarrollar tratamientos más efectivos y específicos, como la terapia CAR-T, que implica modificar las células del sistema inmunológico del paciente para reconocer y eliminar las células cancerosas.

4. Radioterapia de precisión: La radioterapia ha evolucionado para ser más precisa y dirigida, lo que permite una mayor efectividad en el tratamiento del cáncer y una reducción de los efectos secundarios. Tecnologías como la radioterapia de intensidad modulada (IMRT) y la radioterapia de protones permiten administrar dosis más precisas de radiación al tumor, minimizando la exposición de los tejidos sanos circundantes.

5. Medicina personalizada: La medicina personalizada se basa en el análisis de las características moleculares y genéticas de un tumor para seleccionar el tratamiento más adecuado para cada paciente. Esto incluye pruebas de biomarcadores para identificar mutaciones específicas y alteraciones genéticas que pueden guiar la elección de terapias dirigidas o inmunoterapia.

Es importante tener en cuenta que cada tipo de cáncer es único y los tratamientos pueden variar según la ubicación, el estadio y otras características individuales del tumor. Además, la investigación en el campo del cáncer continúa avanzando rápidamente, y se están explorando nuevas terapias y enfoques terapéuticos, como la medicina de precisión, la terapia combinada y la nanotecnología, con el objetivo de mejorar aún más los resultados en el tratamiento del cáncer.

Terapias explicadas:

La terapia dirigida es un enfoque terapéutico utilizado en el tratamiento del cáncer que se basa en la identificación de alteraciones moleculares específicas en las células cancerosas. Estas alteraciones, como mutaciones genéticas o sobreexpresión de proteínas, pueden impulsar el crecimiento y la propagación del cáncer. La terapia dirigida utiliza medicamentos diseñados para atacar selectivamente estas alteraciones y bloquear las señales que promueven el crecimiento y supervivencia de las células cancerosas.

A diferencia de los tratamientos convencionales como la quimioterapia, que afectan tanto a las células cancerosas como a las células normales en rápida división, la terapia dirigida busca atacar específicamente las células cancerosas y minimizar los efectos en los tejidos sanos circundantes. Esto se logra al dirigirse a las moléculas específicas involucradas en el crecimiento y supervivencia de las células cancerosas.

La terapia dirigida se basa en el conocimiento de la biología molecular del cáncer y en la identificación de biomarcadores específicos que pueden indicar la presencia de alteraciones moleculares en las células cancerosas. Estos biomarcadores pueden ser detectados a través de pruebas de laboratorio, como la secuenciación del ADN o la inmunohistoquímica.

Una vez identificados los biomarcadores, se administran medicamentos dirigidos específicamente a las alteraciones moleculares presentes en las células cancerosas. Estos medicamentos pueden tener diferentes mecanismos de acción, como inhibir la actividad de proteínas específicas, bloquear vías de señalización celulares o estimular respuestas inmunitarias contra las células cancerosas.

La terapia dirigida ha demostrado ser efectiva en el tratamiento de varios tipos de cáncer, incluyendo el cáncer de mama, pulmón, colon, melanoma y leucemia, entre otros. Sin embargo, es importante destacar que la terapia dirigida no es efectiva en todos los pacientes y puede presentar efectos secundarios específicos dependiendo del medicamento utilizado.

Es fundamental realizar pruebas y análisis adecuados para identificar los biomarcadores específicos de cada paciente y determinar si son elegibles para recibir terapia dirigida. Además, el desarrollo de resistencia a los medicamentos es un desafío importante en la terapia dirigida, y se requiere una monitorización regular y seguimiento de la respuesta al tratamiento para ajustarlo si es necesario.

En resumen, la terapia dirigida es un enfoque terapéutico que utiliza medicamentos diseñados para atacar selectivamente las alteraciones moleculares presentes en las células cancerosas. Al bloquear las señales de crecimiento y supervivencia de las células cancerosas, la terapia dirigida puede ayudar a controlar el crecimiento del tumor y mejorar los resultados en el tratamiento del cáncer.

La inmunoterapia, también conocida como terapia inmunológica o inmunooncología, es un tipo de tratamiento contra el cáncer que aprovecha el sistema inmunológico del cuerpo para combatir las células cancerosas. El sistema inmunológico es una red compleja de células, tejidos y órganos que tiene la función de proteger al cuerpo contra invasores, como bacterias, virus y células anormales, incluyendo las células cancerosas.

La inmunoterapia busca potenciar la respuesta inmunitaria del cuerpo para que pueda reconocer, atacar y destruir las células cancerosas de manera más efectiva. Hay varios enfoques diferentes de inmunoterapia utilizados en el tratamiento del cáncer, algunos de los cuales incluyen:

1. Inhibidores de puntos de control inmunológico: Las células cancerosas a menudo pueden evadir la respuesta inmunológica al expresar proteínas en su superficie que desactivan las células inmunitarias. Los inhibidores de puntos de control inmunológico, como los bloqueadores de PD-1 (programmed cell death protein 1) y PD-L1 (programmed death-ligand 1), actúan bloqueando la interacción entre estas proteínas y permitiendo que las células inmunitarias reconozcan y ataquen las células cancerosas.

2. Terapia celular adoptiva: Este enfoque implica tomar células del sistema inmunológico del paciente, como linfocitos T, y modificarlas en el laboratorio para que sean más efectivas en el reconocimiento y eliminación de las células cancerosas. Una forma específica de terapia celular adoptiva es la terapia con células CAR-T, en la que los linfocitos T se modifican genéticamente para expresar receptores de antígenos quiméricos (CAR) que les permiten reconocer y atacar células cancerosas específicas.

3. Vacunas contra el cáncer: Las vacunas contra el cáncer se utilizan para estimular la respuesta inmunitaria contra las células cancerosas. Estas vacunas pueden contener antígenos específicos del cáncer o fragmentos de proteínas tumorales para enseñar al sistema inmunológico a reconocer y atacar esas células. También se están investigando vacunas terapéuticas que se administran después del diagnóstico de cáncer para estimular una respuesta inmunitaria más fuerte contra las células cancerosas.

4. Anticuerpos monoclonales: Los anticuerpos monoclonales son proteínas diseñadas para reconocer y unirse a antígenos específicos presentes en las células cancerosas. Al unirse a estos antígenos, los anticuerpos monoclonales pueden ayudar a destruir las células cancerosas directamente o activar la respuesta inmunitaria para atacarlas.

La inmunoterapia ha demostrado ser eficaz en el tratamiento de varios tipos de cáncer, como el melanoma, el cáncer de pulmón, el cáncer de riñón y el cáncer de vejiga, entre otros. Sin embargo, la respuesta a la inmunoterapia puede variar según el tipo de cáncer y las características individuales del paciente. Además, es importante tener en cuenta que la inmunoterapia puede tener efectos secundarios

La terapia génica es un enfoque terapéutico innovador que busca tratar enfermedades genéticas, incluyendo ciertos tipos de cáncer, mediante la introducción, modificación o corrección de genes en las células del paciente. El objetivo principal de la terapia génica es corregir o reemplazar los genes defectuosos o ausentes que contribuyen al desarrollo de enfermedades.

Existen diferentes estrategias utilizadas en la terapia génica, pero en general, el proceso implica la entrega de genes funcionales a las células afectadas. Esto se puede lograr mediante la introducción directa de genes en las células del paciente o utilizando vectores, que son vehículos diseñados para llevar los genes a las células de manera segura y eficiente.

La terapia génica puede dividirse en dos enfoques principales:

1. Terapia génica somática: Este enfoque se centra en la modificación o corrección de las células del paciente y no afecta a las células reproductivas. Las células tratadas solo transmitirán los cambios a las células descendientes si se trata de células germinales, como los óvulos o los espermatozoides. En la terapia génica somática, los genes terapéuticos se introducen en células específicas del paciente para corregir una anomalía genética o proporcionar una función que falta. Esto puede implicar la inserción de genes sanos, la inhibición de genes dañinos o la corrección de mutaciones específicas.

2. Terapia génica germinal: Este enfoque busca realizar modificaciones genéticas en las células germinales, lo que significa que los cambios genéticos se transmitirían a las generaciones futuras. Sin embargo, la terapia génica germinal plantea cuestiones éticas y preocupaciones de seguridad, por lo que todavía está en una etapa experimental y su aplicación clínica es limitada.

La terapia génica ha demostrado promesas en el tratamiento de diversas enfermedades genéticas y cánceres hereditarios. En el campo del cáncer, se están investigando enfoques de terapia génica que permiten a las células del sistema inmunológico reconocer y destruir las células cancerosas de manera más eficiente, como la terapia CAR-T, que utiliza células inmunitarias modificadas genéticamente para atacar específicamente las células cancerosas.

Sin embargo, es importante destacar que la terapia génica todavía se encuentra en una etapa de desarrollo y su aplicación clínica es limitada en comparación con otros enfoques terapéuticos más establecidos. Se requieren más investigaciones y ensayos clínicos para comprender mejor su seguridad, eficacia y limitaciones. Además, la terapia génica plantea desafíos técnicos, éticos y regulatorios que deben abordarse antes de que pueda estar ampliamente disponible como opción de tratamiento.

Capítulo: 18 Cáncer y cuestiones emocionales

La afirmación de que el odio y el rencor pueden provocar el cáncer es una creencia popular, pero no hay evidencia científica sólida que respalde directamente esta afirmación. El desarrollo del cáncer es un proceso complejo que involucra una combinación de factores genéticos, ambientales y de estilo de vida.

Es cierto que el estrés crónico, las emociones negativas y los desequilibrios emocionales pueden tener un impacto en la salud general y el bienestar emocional de una persona. El estrés prolongado puede afectar el sistema inmunológico, la función hormonal y otros procesos fisiológicos en el cuerpo, lo que podría tener un efecto indirecto en el riesgo de desarrollar enfermedades, incluido el cáncer.

Sin embargo, es importante tener en cuenta que el cáncer es una enfermedad compleja y multifactorial, y su desarrollo generalmente implica una combinación de factores genéticos y ambientales, como la exposición a carcinógenos, el tabaquismo, la dieta poco saludable, la falta de actividad física y la predisposición genética.

Si bien es comprensible que las emociones negativas, como el odio y el rencor, puedan causar estrés y tener un impacto en la salud en general, no hay una conexión directa establecida entre estas emociones y el desarrollo del cáncer. La investigación en este campo es limitada y no ha logrado demostrar una relación causal clara entre las emociones negativas y el cáncer.

En última instancia, es importante cuidar tanto de nuestra salud física como emocional. El manejo del estrés, la búsqueda de apoyo emocional y el mantenimiento de una actitud positiva pueden contribuir a un estilo de vida saludable en general. Si tienes preocupaciones sobre tu salud o el desarrollo de alguna enfermedad, es fundamental hablar con profesionales de la salud calificados y confiar en la información respaldada por investigaciones científicas actualizadas.

Capítulo: 19 Sistema Inmune

Es cierto que un sistema inmunológico debilitado puede aumentar el riesgo de desarrollar cáncer. El sistema inmunológico desempeña un papel fundamental en la protección del cuerpo contra las células anormales y el crecimiento descontrolado que puede llevar al cáncer. Cuando el sistema inmunológico está comprometido o debilitado, es menos capaz de reconocer y destruir las células cancerosas, lo que puede permitir que el cáncer se desarrolle y progrese.

Existen diversas razones por las cuales el sistema inmunológico puede debilitarse, entre ellas:

1. Inmunodeficiencias genéticas: Algunas personas nacen con defectos genéticos que afectan la función del sistema inmunológico, lo que las hace más propensas a desarrollar cáncer y otras enfermedades.

2. Enfermedades autoinmunes y tratamientos inmunosupresores: Algunas enfermedades autoinmunes y los medicamentos inmunosupresores utilizados para tratarlas pueden debilitar el sistema inmunológico y aumentar el riesgo de desarrollar cáncer.

3. Envejecimiento: A medida que envejecemos, el sistema inmunológico puede volverse menos eficiente en la identificación y eliminación de células anormales, lo que puede aumentar el riesgo de cáncer.

4. Infecciones crónicas: Algunas infecciones crónicas, como el virus de la inmunodeficiencia humana (VIH), el virus de la hepatitis B o C y el virus del papiloma humano (VPH), pueden debilitar el sistema inmunológico y aumentar la probabilidad de desarrollar ciertos tipos de cáncer asociados con esas infecciones.

Es importante destacar que tener un sistema inmunológico debilitado no significa necesariamente que se desarrollará cáncer. Muchas personas con sistemas inmunológicos comprometidos nunca desarrollan la enfermedad. El cáncer es una enfermedad compleja y multifactorial, y se requieren otros factores, como las mutaciones genéticas y la exposición a carcinógenos, para que se desarrolle.

El fortalecimiento del sistema inmunológico y la adopción de un estilo de vida saludable pueden ayudar a reducir el riesgo de desarrollar cáncer. Esto incluye mantener una dieta equilibrada, hacer ejercicio regularmente, evitar el tabaquismo y el consumo excesivo de alcohol, protegerse contra infecciones y mantener un peso saludable. Además, es importante realizar exámenes médicos regulares y seguir las recomendaciones de detección de cáncer apropiadas para cada individuo según su edad, sexo y antecedentes médicos.

Como vimos en el capítulo anterior cuidar nuestras emociones es una de las cosas más importantes que debemos hacer cada uno de nosotros porque SI tiene repercusiones en el sistema inmunológico del cuerpo y esto puede abrir una vía en el desarrollo de células Cancerosas.

Capítulo: 20 Tazas esperanzadoras

A continuación vea estas noticias publicadas en diversos medios de comunicación.

CÁNCER >

El 53% de las personas con cáncer en España se cura

(30- Ene-2018 Fuente: El País)

La Sociedad de Oncología Médica recuerda que el 40% de los tumores tienen causas evitables

Seis de cada diez personas diagnosticadas sobreviven transcurridos cinco años del tratamiento. En los tumores de próstata, el más habitual en los hombres, ese porcentaje alcanza el 90%, y en el de mama, el de mayor prevalencia entre las mujeres, el 85%. Esa esperanza de vida se conoce en oncología como larga supervivencia. Cada año, más pacientes pueden decir: larga vida tras un cáncer. Pedro Pérez Segura, jefe del Servicio de Oncología del Hospital Clínico San Carlos de Madrid, apunta que "es el dato más esperanzador, desde hace años la tendencia siempre es ascendente y mantenida, no hay subidas y bajadas".

04-Feb-2021 Fuente: El país)

La tasa de supervivencia relativa de cáncer de próstata a 5 años es del 97 %. La tasa de supervivencia relativa a 10 años es del 98 %.

Las tasas de supervivencia para el cáncer de próstata varían en función de varios factores. Entre ellos se incluyen el **estadio** del cáncer, la edad y el estado de salud general de la persona, y la eficacia del plan de tratamiento. Otro factor que puede afectar los resultados incluye es el tipo de cáncer de próstata.

(03/2023 Fuente: https://www.cancer.net/es/tipos-de-cáncer/cáncer-de-próstata/estadísticas)

(18 de Enero del 2023 Fuente: https://www.cancer.gov/espanol/cancer/causas-prevencion/riesgo/mitos#:~:text=En%20la%20actualidad%2C%20los%20índices,cerca%20de%2068%20por%20ciento.) (https://www.cancer.gov/espanol)

¿Es una sentencia de muerte tener cáncer?

En Estados Unidos, la probabilidad de morir por cáncer ha bajado en forma constante desde la década de 1990. En la actualidad, los índices de supervivencia a cinco años de algunos tipos de cáncer, como el de seno, próstata y tiroides, son 90 por ciento o mejor. El índice de supervivencia a 5 años de todos los cánceres combinados es actualmente de cerca de 68 por ciento. Para obtener más información, consulte el Informe Anual a la Nación sobre el Estado del Cáncer.

Cómo éstas hay muchísimas buenas noticias que ya nos dan grandes respiros de esperanza sobre la esperanza de vida después del diagnóstico, así mismo debemos considerar que los avances médicos, los estudios, los esfuerzos de los gobiernos, la concientización de la población, el desarrollo de las nuevas terapias y de las ya existentes nos van a permitir cada día mejorar el pronóstico de vida, tal cual ha sucedido con otras afectaciones que ha sufrido la humanidad, por poner un ejemplo; el VIH.

Capítulo: 21 Mejorar por sentirme bien

Las emociones y el bienestar emocional desempeñan un papel importante en la salud y el bienestar general de una persona. Si bien las emociones por sí solas no pueden curar enfermedades, pueden tener un impacto significativo en el estado de salud y en el proceso de curación.

El bienestar emocional y una actitud positiva pueden tener los siguientes beneficios para la salud:

1. Reducción del estrés: Las emociones positivas pueden ayudar a reducir los niveles de estrés. El estrés crónico puede tener un impacto negativo en el sistema inmunológico y aumentar el riesgo de enfermedades.

2. Fortalecimiento del sistema inmunológico: El bienestar emocional y la positividad pueden influir positivamente en el sistema inmunológico, lo que ayuda a combatir enfermedades y promover la curación.

3. Mejora del estado de ánimo: Las emociones positivas, como la alegría, el amor y la gratitud, pueden ayudar a mejorar el estado de ánimo y la calidad de vida.

4. Mayor adherencia al tratamiento: Las personas que experimentan emociones positivas y tienen un bienestar emocional adecuado tienden a tener una mejor adherencia al tratamiento médico, lo que puede mejorar los resultados de salud a largo plazo.

5. Fomento de hábitos saludables: Las emociones positivas pueden motivar a las personas a adoptar y mantener hábitos saludables, como una dieta equilibrada, ejercicio regular y buen descanso, lo que contribuye a una mejor salud en general.

Si bien el impacto de las emociones en la salud es importante, es esencial recordar que las emociones no pueden sustituir el tratamiento médico adecuado. La atención médica profesional, el diagnóstico temprano y el tratamiento adecuado siguen siendo fundamentales para abordar cualquier problema de salud.

Si tienes preocupaciones sobre tu salud emocional o crees que tus emociones están afectando negativamente tu bienestar general, es recomendable buscar apoyo y orientación de profesionales de la salud mental, como psicólogos o terapeutas, quienes pueden proporcionarte las herramientas y estrategias necesarias para mejorar tu bienestar emocional y tu calidad de vida.

Las investigaciones han demostrado una estrecha conexión entre el cuerpo y la mente, y se ha demostrado que las emociones tienen un impacto significativo en nuestra salud física y mental.

1. Impacto en el sistema inmunológico: Las emociones positivas, como la felicidad, el amor y la gratitud, se han asociado con una mejora en la función del sistema inmunológico. Por el contrario, el estrés crónico y las emociones negativas, como la ansiedad y la ira, pueden debilitar el sistema inmunológico y aumentar la susceptibilidad a enfermedades.

2. Reducción del estrés y la inflamación: Las emociones positivas pueden reducir los niveles de estrés y promover una respuesta de relajación en el cuerpo. El estrés crónico y la inflamación están relacionados con una serie de problemas de salud, como enfermedades cardiovasculares, diabetes y trastornos autoinmunes. Al gestionar las emociones de manera saludable, podemos ayudar a reducir el estrés y la inflamación en el cuerpo.

3. Mejora de la salud cardiovascular: Las emociones positivas pueden tener un impacto beneficioso en la salud del corazón. La alegría, la felicidad y el optimismo se han asociado con un menor riesgo de enfermedades del corazón, como la hipertensión arterial y los eventos cardiovasculares adversos.

4. Influencia en el comportamiento de salud: Nuestras emociones pueden influir en nuestros comportamientos relacionados con la salud. Las emociones positivas pueden motivarnos a adoptar y mantener hábitos saludables, como una alimentación equilibrada, actividad física regular, sueño adecuado y evitación de comportamientos perjudiciales, como el consumo de tabaco o alcohol en exceso.

5. Resiliencia y afrontamiento: Las emociones positivas pueden fortalecer nuestra resiliencia emocional y nuestra capacidad para hacer frente a los desafíos y el estrés de la vida. Una buena salud emocional nos brinda recursos internos para hacer frente a las dificultades, lo que puede tener un impacto positivo en nuestra salud general.

Es importante señalar que la relación entre las emociones y la salud es compleja y multifacética. No todas las emociones positivas son beneficiosas en todos los contextos, y las personas experimentan y manejan las emociones de manera diferente. Además, es esencial abordar los problemas de salud de manera integral, considerando tanto los aspectos físicos como los emocionales.

Para mantener un equilibrio emocional saludable, es recomendable buscar apoyo y asistencia profesional cuando sea necesario. Los profesionales de la salud mental, como psicólogos y terapeutas, pueden ayudarte a explorar y gestionar tus emociones de manera efectiva, lo que puede contribuir a una mejor salud y bienestar en general.

Y te voy a contar un secreto que muy pocos sabemos, pero que explica mucho de lo que estamos hablando hoy aquí. Hay en la vida lo que la gente común conoce como "Círculos viciosos" sin embargo con nuestras emociones se convierte en un espiral, que inicia pequeño y cada vez crece más y más.

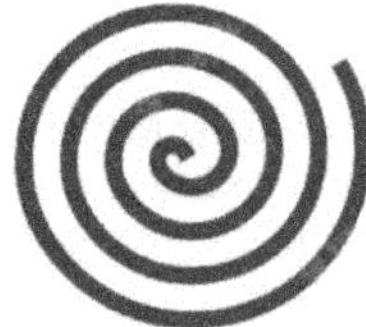

Las emociones provocan efectos en nuestra vida que nos pueden conducir a donde queramos, como te decía anteriormente, inicia en pequeño y cada vez crece y se hace más grande, para bien y para mal. Es por ello que aquí te voy a decir cómo cambiar todo a tu favor.
Observa lo siguiente:

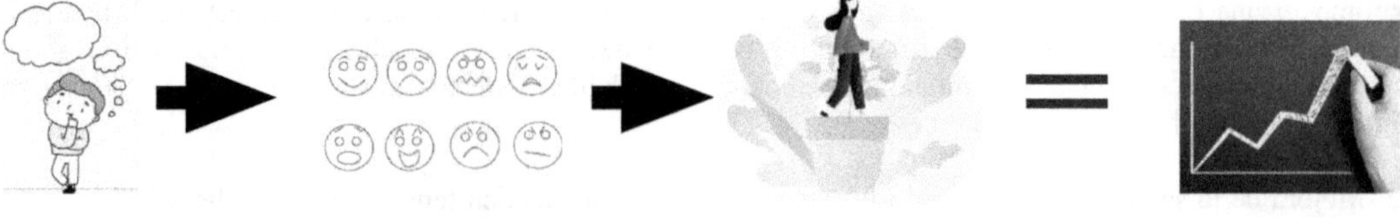

El pensamiento determina cómo nos sentimos, nuestros sentimientos determinan nuestra actitud en la vida y la actitud es la que nos trae los resultados. Así que en lugar de pensar cosas abrumadoras, pensemos cosas llenas de esperanza y felicidad porque el resultado que tengamos va a fortalecer nuestros pensamientos y estos al ser más fuertes van a reforzar nuestros sentimientos y el ciclo se repite, pero más fuerte cada vez más y más.

Capítulo: 22 Avanzando cada año

Es cierto que cada año se realizan avances significativos en el desarrollo de terapias contra el cáncer. La investigación y la innovación en el campo de la oncología continúan mejorando nuestra comprensión de la enfermedad y conduciendo a nuevos enfoques terapéuticos más efectivos. Esto ha llevado a una mayor esperanza y mejores resultados para los pacientes con cáncer.

Algunos de los avances más recientes en las terapias contra el cáncer incluyen:

1. Terapias dirigidas más específicas: Se están desarrollando y refinando terapias dirigidas que se enfocan en las características moleculares y genéticas únicas de las células cancerosas. Esto permite un tratamiento más preciso y efectivo al atacar directamente las vías de señalización específicas que impulsan el crecimiento y la supervivencia del cáncer.

2. Inmunoterapia más avanzada: La inmunoterapia ha revolucionado el tratamiento del cáncer al utilizar el sistema inmunológico del propio cuerpo para combatir las células cancerosas. Se han desarrollado nuevas generaciones de inhibidores de puntos de control inmunológico y terapias de células CAR-T que han demostrado resultados prometedores en el tratamiento de varios tipos de cáncer.

3. Terapia génica y edición de genes: La terapia génica ha avanzado considerablemente en los últimos años. Se están utilizando enfoques de terapia génica para modificar las células del paciente y ayudar a combatir el cáncer de manera más efectiva. Además, la edición de genes, como la técnica CRISPR-Cas9, ofrece nuevas posibilidades para alterar y corregir genes defectuosos relacionados con el cáncer.

4. Medicina de precisión y secuenciación genómica: Los avances en la secuenciación del ADN y la genómica han permitido una mayor comprensión de las características genéticas y moleculares de los tumores. Esto ha llevado al desarrollo de tratamientos más personalizados y adaptados a las características específicas de cada tumor, lo que mejora la eficacia del tratamiento.

Además de estos avances, también se están investigando nuevas modalidades de tratamiento, como la terapia con células NK, la terapia con virus oncolíticos, la nanotecnología y otras terapias innovadoras que ofrecen nuevas esperanzas en la lucha contra el cáncer.

Sin embargo, es importante tener en cuenta que el desarrollo de nuevas terapias lleva tiempo y requiere rigurosos ensayos clínicos para garantizar su seguridad y eficacia. No todas las terapias en desarrollo alcanzan finalmente la aprobación y la implementación clínica. A pesar de ello, el progreso en la investigación y el desarrollo de terapias contra el cáncer continúa brindando esperanza a los pacientes y mejorando los resultados en la lucha contra esta enfermedad devastadora.

Capítulo: 23 Tome y siga el tratamiento.

Absolutamente, es fundamental que las personas que están recibiendo tratamientos para el cáncer no interrumpan o abandonen prematuramente sus tratamientos sin consultar a sus médicos. Los tratamientos contra el cáncer suelen ser complejos y diseñados específicamente para abordar el tipo y la etapa del cáncer de cada persona. Interrumpir o abandonar el tratamiento puede tener consecuencias negativas para la salud y reducir las posibilidades de una recuperación exitosa.

Aquí hay algunas razones importantes por las que es crucial seguir las recomendaciones y no dejar los tratamientos contra el cáncer:

1. Efectividad del tratamiento: Los tratamientos contra el cáncer están diseñados para atacar y controlar las células cancerosas. Interrumpir el tratamiento puede permitir que el cáncer progrese o se propague, lo que dificulta su control y tratamiento posterior.

2. Recurrencia del cáncer: La interrupción del tratamiento puede aumentar el riesgo de recurrencia del cáncer. Incluso si los síntomas desaparecen o se reducen, aún pueden quedar células cancerosas en el cuerpo que necesitan ser tratadas para evitar una recaída.

3. Mejora de la respuesta al tratamiento: Los tratamientos contra el cáncer a menudo se administran en ciclos específicos para maximizar su efectividad. Completar todos los ciclos de tratamiento según lo prescrito por el médico puede aumentar las posibilidades de una respuesta positiva al tratamiento y una mejoría en el estado de salud.

4. Tratamiento multimodal: En muchos casos, el tratamiento del cáncer implica una combinación de diferentes modalidades, como cirugía, radioterapia, quimioterapia, terapia dirigida o inmunoterapia. Cada modalidad cumple un papel específico en el tratamiento global. Abandonar uno de estos componentes puede afectar negativamente el enfoque integral del tratamiento.

5. Supervisión médica: Los tratamientos contra el cáncer son monitoreados y ajustados regularmente por médicos y oncólogos. Estos profesionales de la salud están capacitados para evaluar la respuesta al tratamiento, gestionar los efectos secundarios y hacer cambios necesarios en el plan de tratamiento. Abandonar los tratamientos sin su supervisión puede llevar a complicaciones innecesarias.

Es importante mantener una comunicación abierta y honesta con el equipo médico tratante. Si tienes inquietudes, preguntas o experimentas efectos secundarios significativos, es fundamental informar a tu médico de inmediato. Ellos podrán proporcionarte el apoyo y la orientación necesarios para seguir el tratamiento de manera adecuada y brindarte la mejor atención posible.

Recuerda que cada caso de cáncer es único y requiere un enfoque personalizado. Sigue las recomendaciones de tu médico y confía en su experiencia y conocimiento para tomar decisiones informadas sobre tu tratamiento contra el cáncer.

¿Está bien si le hago muchas preguntas al médico?

Definitivamente, es fundamental alentar a las personas a que hagan preguntas y busquen claridad al hablar con sus médicos. Los médicos son los profesionales de la salud más indicados para proporcionar información precisa y personalizada sobre el diagnóstico, el tratamiento y el manejo del cáncer. Hacer preguntas y tener una comunicación abierta con el médico puede brindar a los pacientes una mayor comprensión de su situación médica y ayudarles a tomar decisiones informadas sobre su atención.

Aquí hay algunas sugerencias sobre las preguntas que se pueden hacer al médico:

1. Sobre el diagnóstico: Pregunta al médico sobre los detalles específicos del diagnóstico, como el tipo de cáncer, la etapa en la que se encuentra y las características específicas del tumor. Esto te ayudará a comprender mejor la naturaleza de la enfermedad y cómo podría afectar tu salud.

2. Opciones de tratamiento: Pregunta al médico sobre las diferentes opciones de tratamiento disponibles para tu tipo de cáncer. Solicita información sobre los beneficios, los posibles efectos secundarios y los resultados esperados de cada opción. Esto te ayudará a tomar decisiones informadas sobre el tratamiento más adecuado para ti.

3. Plan de tratamiento: Asegúrate de comprender el plan de tratamiento propuesto, incluyendo la duración, la frecuencia y los posibles efectos secundarios. Pregunta sobre los pasos y las etapas del tratamiento, así como sobre cualquier requisito adicional, como pruebas de seguimiento o terapias complementarias.

4. Pronóstico y expectativas: Pregunta al médico sobre el pronóstico general y las expectativas de respuesta al tratamiento. Si bien los médicos no pueden predecir con certeza los resultados individuales, pueden proporcionar información general sobre las tasas de supervivencia y los factores que podrían influir en el pronóstico.

5. Estilo de vida y cuidados adicionales: Pregunta al médico sobre cualquier cambio en el estilo de vida que se deba hacer durante el tratamiento y después de este. Consulta sobre los cuidados adicionales, como cambios en la dieta, el ejercicio, la gestión del estrés y otras estrategias que podrían ser beneficiosas para tu recuperación y bienestar general.

Recuerda que no hay preguntas tontas cuando se trata de tu salud. Anota tus preguntas antes de la consulta médica para asegurarte de no olvidar nada importante. Si algo no está claro o necesitas más información, no dudes en pedir aclaraciones al médico. Tu médico está ahí para apoyarte y brindarte la información que necesitas para tomar decisiones informadas sobre tu atención médica.

Además, si es necesario, considera llevar a un miembro de la familia o un amigo de confianza a las consultas médicas. Pueden ayudarte a recordar las preguntas que deseas hacer y tomar notas durante la visita para que puedas revisar la información más tarde.

Recuerda que tu equipo médico está allí para brindarte apoyo y orientación a lo largo de tu tratamiento contra el cáncer. No dudes en aprovechar su experiencia y conocimientos para obtener la información que necesitas para tomar decisiones informadas sobre tu atención médica.

En México usamos una frase que en lo personal a mí me gusta mucho: "Vale más una pregunta tonta, que un tonto que no pregunta"

Así que con confianza externa todas las dudas con el Médico especialista y si crees que debes tener una segunda opinión, USA ESE DERECHO A TU FAVOR.

Espero haber ayudado un poco y deseo de todo corazón salga todo bien y sigamos todos a delante.

¡Un abrazo!

Richard Lozano.

www.ingramcontent.com/pod-product-compliance
Lightning Source LLC
Chambersburg PA
CBHW061926270726
48659CB00002BA/978